BEI GRIN MACHT SICH IHR WISSEN BEZAHLT

- Wir veröffentlichen Ihre Hausarbeit,
  Bachelor- und Masterarbeit

- Ihr eigenes eBook und Buch -
  weltweit in allen wichtigen Shops

- Verdienen Sie an jedem Verkauf

Jetzt bei www.GRIN.com hochladen und kostenlos publizieren

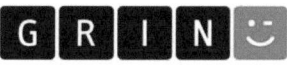

Evidence-based Nursing bei Wundliegen. Prophylaxe durch Weichlagerungs- und Wechseldrucksysteme

Jennifer Wesemann

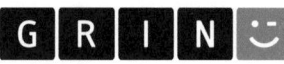

Bibliografische Information der Deutschen Nationalbibliothek:

Die Deutsche Nationalbibliothek verzeichnet diese Publikation in der Deutschen Nationalbibliografie; detaillierte bibliografische Daten sind im Internet über http://dnb.d-nb.de abrufbar.

ISBN: 9783346357175
Dieses Buch ist auch als E-Book erhältlich.

© GRIN Publishing GmbH
Nymphenburger Straße 86
80636 München

Druck und Bindung: Books on Demand GmbH, Norderstedt Germany
Gedruckt auf säurefreiem Papier aus verantwortungsvollen Quellen

Das Buch bei GRIN: https://www.grin.com/document/991562

Hamburger Fern-Hochschule

Evidence-based Nursing am Beispiel des Einsatzes von Weichlagerungs- und Wechseldrucksystemen bei Dekubitus

von

Jennifer Wesemann

Inhaltsverzeichnis

Tabellenverzeichnis 3

1. Einleitung 4

2. Methodisches Vorgehen 6

2.1 Deutschsprachige Recherche 7

2.2 Englischsprachige Recherche 7

3. Dekubitus 8

3.1 Ätiologie, Pathogenese und Klassifikation 8

3.2 Dekubitusprophylaxe 11

3.3 Weichlagerungs- und Wechseldrucksysteme 11

4. Ergebnisse 12

5. Bewertung und Handlungsempfehlung............................ 14

Literaturverzeichnis 16

Tabellenverzeichnis

Tabelle 1 Dekubitusklassifikation nach ICD 10 (WHO, 2016 9

Tabelle 2 Druckzonenkodierung Dekubitis (WHO, 2016)....................... 10

1. Einleitung

Das deutsche Gesundheitssystem sieht sich aufgrund des demographischen Wandels in den letzten Jahren und auch zukünftig neuen Herausforderungen gegenübergestellt. Die Bevölkerung wird älter, womit der Pflegebedarf steigt. Der Anspruch der Pflegebedürftigen besteht im Alter häufig darin, weiter an dem Ort zu verweilen, an dem sie auch gelebt haben. Die ambulante pflegerische Versorgung wird diesen Bedürfnissen zufolge in Zukunft an Bedeutung zunehmen. Der Bedarf an professioneller Pflege muss in diesem Bereich gedeckt werden. Dabei ist die Einbeziehung von wissenschaftlichen Erkenntnissen in die Planung und Durchführung der individuellen Gesundheitsversorgung ein wichtiger Aspekt der professionellen Pflege. Bisher werden Ergebnisse der Pflegeforschung nur selten von Seiten der Verantwortlichen der Gesundheitspolitik miteinbezogen.

In der vorliegenden Arbeit soll am Beispiel des Dekubitus die Notwendigkeit und der Nutzen der Einbeziehung pflegewissenschaftlicher Erkenntnisse aufgezeigt werden. Aufgrund der zunehmenden Multimorbidität wird die Entstehung von Druckgeschwüren begünstigt. Eine Prävalenzerhebung aus dem Jahr 2014 zeigt, dass die Dekubitusprävalenz in Kliniken, je nach Studie, zwischen 0,4% (AQUA-Institut, 2015) und 3,9% (Dassen & et al., 2014) liegt, in Pflegeheimen zwischen 1,7% (Wingenfeld, 2015) und 3,9% (Klingelhöfer-Noe, Dassen, & Lahmann, 2015) liegt. Für den Sektor der ambulanten Pflege liegen die Prävalenzzahlen zwischen 2,3% (Klingelhöfer-Noe, Dassen, & Lahmann, 2015) und 3,2% (Medizinischer Dienst des Spitzenverbandes Bund der Krankenkassen, 2012).

Vor dem Hintergrund der genannten Zahlen ist von grundlegender Bedeutung, eine professionelle Dekubitusprophylaxe durchzuführen, da die Entstehung und die dadurch notwendige Therapie eines Dekubitus oftmals ein sehr langwieriger und auch kostenintensiver Prozess ist. Die Entstehung von Dekubitalulcera wird in der öffentlichen, medizinischen, pflegerischen und juristischen Diskussion als Pflegefehler angesehen (Deutsche Stiftung für Patientenschutz für Schwerkranke, Pflegebedürftige und Sterbende, 2020). Daraus lässt sich ableiten, dass das Vorhandensein eines Dekubitus auch gleichzeitig dem guten Ruf und der gesellschaftlichen Anerkennung des Pflegeberufes schaden kann.

In der ambulanten Pflege werden zur Dekubitusprophylaxe verschiedenste Lagerungshilfsmittel von Patienten, Angehörigen und professionell Pflegenden genutzt. Auffällig ist dabei, dass den betroffenen Pflegebedürftigen eine Vielzahl von Schaumstoffmatratzen und anderen Weichlagerungshilfsmitteln, wie beispielweise Schaffelle, angeboten werden. Auch der Einsatz von Wechseldrucksystemen bei Risikopatienten konnte vermehrt beobachtet werden. Professionell Pflegende haben in der häuslichen Pflege nur punktuell täglich Kontakt mit ihren Patienten/ Klienten. Dies bedeutet, dass viele der prophylaktischen Pflegemaßnahmen von Angehörigen durchgeführt werden müssen. Diese werden von den Pflegefachkräften zwar entsprechend beraten und angeleitet, auszuschließen bleibt jedoch nicht, dass die Entstehung eines Dekubitus durch Immobilität begünstigt und von Laien oft als „normale" Begleiterscheinung gesehen wird. Zur Vermeidung des Auftretens von Druckgeschwüren kommen insbesondere Lagerungssysteme in Betracht, die nach den Prinzipien der Weichlagerung und des Wechseldruckes wirken. In der ambulanten Pflege gehören diese Mittel zu den am häufigsten gebrauchten Gegenständen. Dabei werden Auflagen und Matratzen eingesetzt, die, so geben es die Hersteller an, druckreduzierende Wirkungen haben (Pflegezeitschrift, 2008). Durch die Maßnahmen entfallen häufig notwendige Pflegemaßnahmen im Rahmen der Dekubitusprophylaxe.

Aufgrund der dargestellten Beobachtungen in der eigenen Pflegepraxis, soll nun untersucht werden, inwieweit der Einsatz von Weichlagerungs- und Wechseldrucksystemen zur Dekubitusprophylaxe wissenschaftlich fundiert ist. Folgende Fragen sollen beantwortet werden: „Wie evident ist die Verwendung von speziellen Matratzen und Auflagen zur Druckreduzierung im Rahmen einer Dekubitusprophylaxe?", „Reicht das Lagern auf Weichlagerungs- und Wechseldrucksystemen aus, damit andere Pflegemaßnahmen überflüssig werden?"

Um diesen Fragen nachgehen zu können, wird zunächst in der medizinischen und pflegewissenschaftlichen Fachliteratur recherchiert. In

Kapitel 2 wird zunächst die Literaturrecherche dargestellt. Im Anschluss folgt die Beschreibung der zu untersuchenden Weichlagerungs- und Wechseldrucksysteme. Die Ergebnisse der Untersuchung werden folgend in Abschnitt 4 zusammenfassend vorgestellt. Abschließend werden in der Diskussion die beschriebenen Ergebnisse bewertet und die oben genannten Fragen werden anhand der betrachteten Literatur beantwortet. Letztendlich wird auf dieser Grundlage eine konkrete Handlungsempfehlung für die praktische professionelle (häusliche) Pflege bezüglich des Einsatzes von Weichlagerungs- und Wechseldrucksystemen formuliert.

2. Methodisches Vorgehen

Die Literaturrecherche erstreckte sich über bekannte und fachlich fundierte medizinische, sowie pflegerische Datenbanken. Genutzt wurden dabei die Datenbanken CareLit (Literaturdatenbank für Management und Pflege), GeroLit (Online- Katalog der DZA- Bibliothek), Cinahl (Cumulative Index to Nursing and Allied Health Literature), PubMed, sowie die des Deutschen Instituts für Medizinische Dokumentation und Information (DIMDI). Außerdem wurden auch folgende Datenbanken zur Literaturrecherche genutzt: gms, gms- Meetings, Deutsches Ärtzeblatt, Medline, Thieme-Verlagsdatenbank, Thieme Preprint. Darüber hinaus wurde im PrInternet recherchiert, sowie online über Google/ Googlescholar gesucht, damit auch die Literatur, die nicht in medizinischen oder pflegerischen Datenbanken enthalten ist, abgedeckt wird. Als temporäre Limitierung wurde, wenn möglich, der Erscheinungszeitraum 2010- 2020 angegeben. Das Hauptaugenmerk der Recherche lag auf der vorhandenen deutschsprachigen Literatur, es wurde jedoch auch nach englischsprachigen Veröffentlichungen zum Vergleich der späteren Ergebnisse gesucht. Abschließend wurde per Handsuche in verschiedenen Pflegefachzeitschriften der Bibliothek der FH Hannover online recherchiert, jedoch wurden die gefundenen Artikel bereits durch die Onlinerecherche gefunden.

2.1 Deutschsprachige Recherche

Um einen Überblick über die deutschsprachige Studienlage zu bekommen wurde zu Anfang der Literaturrecherche der Suchbegriff „Dekubitus" gewählt. Diese Suche ergab eine Vielzahl von Treffern, was eine Spezifizierung und Kombination von Suchoperatoren nötig machte. Die Termini „Dekubitus", „Dekubitusprophylaxe", „Ambulante Pflege", „häusliche Pflege", „Matratze", „Weichlagerung", „Wechseldruckmatratze", „Schaffell" , „Studie", „Druckreduktion" ergaben in verschiedenen Kombinationen einige zunächst vielversprechende Treffer, die zu späterer, genauerer Durchsicht in Frage kamen. Der Grundbegriff „Dekubitus" wurde außerdem noch durch den Fachterminus „Dekubitalulcera" ersetzt, was jedoch keine relevanten Ergebnisse lieferte.

Insgesamt zeigte sich, dass es zahlreiche deutschsprachige Publikationen zum Thema „Dekubitusprophylaxe in der Pflege" gibt, die Fokussierungen und Ausrichtungen der Artikel jedoch sehr breit gefächert sind. Oft befassen sich diese mit Prävalenzerhebungen, dem Einsatz von Risikoskalen in der Dekubitusprophylaxe, der Wundversorgung oder operativen Therapie von bereits bestehenden Druckgeschwüren, sowie ökonomisch- gesellschaftlichen Aspekten, wie der Kosteneinsparung durch Prävention von Dekubitus. Die hier ausgewählten Artikel, die zur Beantwortung der eingangs gestellten Frage zum Nutzen von Weichlagerungs- und Wechseldruckmatratzen in Rahmen der Dekubitusprophylaxe, werden im Kapitel der Ergebnisdarstellung kritisch betrachtet und zusammenfassend dargestellt.

2.2 Englischsprachige Recherche

Ergänzend zur bisher gefunden Literatur wurde nach englischsprachigen Veröffentlichungen unter Einsatz der Suchoperatoren „decubitus", „pressure", „pressure ulcer", „home care", „mattress", „effectiveness", „prophylaxis", „prevention" und „sheepskin" gesucht. Auch aus diesem Rechercheschritt resultierten verschiedene vielversprechende Treffer, auf die in Kapitel 3 genauer eingegangen wird.

Im Vergleich zur deutschsprachigen Literatur fällt hier auf, dass viele Veröffentlichungen vorhanden sind, die konkrete Pflegemaßnahmen bezüglich ihrer Evidenzbasierung betrachten.

3. Dekubitus

Ein Dekubitus wird definiert als eine lokal begrenzte Schädigung der Haut und/oder des darunter liegenden Gewebes, typischerweise über knöchernen Vorsprüngen, infolge von Druck oder Druck in Verbindung mit Schwerkräften (National Pressure Ulcer Advisory Panel, European Pressure Ulcer Advisory Panel, Pan Pacific Pressure Injury Alliance, 2014). Nach dieser Definition lässt sich ableiten, dass der Dekubitus trotz oberflächlich intakter Haut entstehen kann. Dekubitus entstehen, wenn eine länger andauernde Verformung weichen Gewebes vorliegt. Die genauen Bedingungen die zu einem Dekubitus führen, sind wissenschaftlich bisweilen nur teilweise klar. Als Hauptursache zählt die länger andauernde Verformung wozu individuelle Risikofaktoren wie z.B. der Körperbau, die Körperstelle, die vorhandenen Grunderkrankungen und das Körpergewicht ausschlaggebend sein können (Deutsches Netzwerk für Qualitätsentwicklung in der Pflege, 2017).

Das folgende Kapitel definiert und klassifiziert den Dekubitus um im Anschluss eine Überblick über die Behandlung des Dekubitus mit Weichlagerungs- und Wechseldrucksystemen zu geben.

3.1 Ätiologie, Pathogenese und Klassifikation

Der National Pressure Ulcer Advisory Panel, European Pressure Ulcer Advisory Panel, Pan Pacific Pressure Injury Alliance (2014) nach, werden folgende Hauptmechanismen beschrieben, die zu druckbedingten Zelltod führen.

Werden Zellen über einen bestimmten Zeitraum und über ein bestimmtes Maß hinaus verformt, sterben sie ab und bilden Nekrosen (meist Muskelzellen betroffen). Wenn dies durch direkte Einwirkung von hohen Kräften über einen kurzen Zeitraum geschieht, wird von einer *direkten mechanischen Deformation* gesprochen. Wird weiches Gewebe deformiert, kommt es zur Minderversorgung des Gewebes mit Sauerstoff und anderen Nährstoffen, so dass es zu einer lokalen Azidose kommt. Durch erneutes Durchbluten der Stelle können lokale Entzündungen auftreten, welche zur Schädigung des Gewebes führen. Beide aufgezeigten Mechanismen sind nicht unabhängig voneinander zu betrachten, sehr wahrscheinlich erfolgt eine gegenseitige negative Beeinflussung beider Mechanismen (Deutsches Netzwerk für Qualitätsentwicklung in der Pflege, 2017).

Zusammenfassend lässt sich feststellen, dass sich Dekubitus in besonders anfälligem Gewebe (meist Muskelgewebe) entwickeln. Dabei ist es möglich, dass einzig die unteren Gewebeschichten betroffen sind und es nicht zu einer offenen Wunde an der Hautoberfläche kommt (Krankenkassen, 2012). Die Weiterentwicklung von Dekubitus im betroffenen Gewebe hängt vom Ausmaß und Charakters der Schädigung ab (Deutsches Netzwerk für Qualitätsentwicklung in der Pflege, 2017).

Eine einheitliche Klassifikation für Dekubitus, der alle wissenschaftlichen, pflegerischen und juristischen Anforderung in gleicher Weise erfüllt, gibt es nicht. Daher wird sich in dieser Arbeit auf das Internationale statistische Klassifikationssystem der Krankheiten und verwandter Gesundheitsprobleme (ICD-10) berufen. Mit diesem Klassifikationssystem werden in Deutschland und auch international, medizinische Diagnosen gestellt. Im ICD-10 werden Dekubitus wie folgt klassifiziert:

Dekubitusgrad	ICD10- Diagnose	Beschreibung
Grad 1	L89.0	Druckzone mit nicht wegdrückbarer Rötung bei intakter Haut
Grad 2	L89.1	Druckgeschwür mit Abschürfung, Blase, (Teil-)Verlust der Haut
Grad 3	L89.2	Druckgeschwür mit Verlust aller Hautschichten

Grad 4	L89.3	Druckgeschwür mit Nekrose von Muskeln, Knochen oder stützenden Strukturen
Dekubitus, nicht näher bezeichnet	L89.9	Druckgeschwür ohne Angabe eines Grades

Tabelle 1 Dekubitusklassifikation nach ICD 10 (WHO, 2016)

Zusätzlich wird das Dekubitalgeschwür, wie es im ICD-10 betitelt wird, nach Druckzonen kodiert.

Druckzonenkote	Druckzone
0	Kopf
1	Obere Extremität
2	Dornfortsätze
3	Beckenkamm
4	Kreuzbein
5	Sitzbein
6	Trochanter
7	Ferse
8	Sonstige Lokalisationen der unteren Extremität
9	Sonstige und nicht näher bezeichnete Lokalisation

Tabelle 2 Druckzonenkodierung Dekubitus (WHO, 2016)

3.2 Dekubitusprophylaxe

Unter Dekubitusprophylaxe werden all die Maßnahmen zusammengefasst, die dazu dienen einem Dekubitus durch Druckentlastung und –verteilung gefährdeter Körperstellen vorzubeugen (Menche, 2019). Die Druckentlastung kann durch Förderung der Eigenebewegung des Betroffenen, Positionierung und Positionswechsel, vollständige Entlastung oder Reduktion der Druck bzw. Schwerkraft erfolgen (Deutsches Netzwerk für Qualitätsentwicklung in der Pflege, 2017).

Aufgrund der thematischen Eingrenzung dieser Hausarbeit werden im folgenden Kapitel ausschließlich die Weichlagerungs- und Wechseldrucksysteme beschrieben.

3.3 Weichlagerungs- und Wechseldrucksysteme

Weichlagerungs- und/ oder Wechseldrucksysteme werden immer dann als Dekubitusprophylaxe angewandt, wenn die Druckentlastung durch Bewegungsförderung und Positionswechsel nicht ausreicht (Menche, 2019). Je mehr sich das System an den Körper des Betroffenen anpasst, desto mehr verringert sich der Auflagedruck auf das Gewebe. Wenn mit Hilfe von Matratzen oder Auflagen Patienten so gelagert werden, dass der Druck minimiert wird, die Sauerstoffversorgung aller Hautbereiche aber trotzdem gewährleitet ist, spricht man von Weichlagerung. Wenn der Betroffene jedoch durch seine Grunderkrankung nicht mehr ausreichend in der Lage ist Positionswechsel vorzunehmen, sollte ein Wechseldrucksystem bevorzugt werden (Menche, 2019). Beide Systeme basieren jedoch auf dem gleichen Wirkungsprinzip. Der vorhandene Druck auf das Gewebe wird minimiert.

Unter *Weichlagerungssystemen* werden eine Reihe von Systemen zusammengefasst, die auf dem Wirkprinzip der Vergrößerung der Auflagenfläche des Körpers basieren. Zu diesen Hilfsmitteln zählen unter anderem Schaumstoffmatratzen, Gelauflagen und auch Luftkissen. *Wechseldrucksysteme bzw. Wechseldruckmatratzen* bestehen aus unterschiedlich angeordneten Luftkissen, wodurch eine mehrfach wechselnde Druckentlastung erfolgt.

Beide Systeme ermöglichen demnach eine Druckminimierung auf das belastete Gewebe, jedoch gibt es keine universell einsetzbares System, so dass bei jedem Patienten eine bedarfsgerechte

Jedoch gibt es kein universell einsetzbares System, das allen Patienten gleichermaßen hilft. Insofern müssen die Bedürfnisse des zu versorgenden Patienten sehr genau abgewogen werden. Nach Sichtung des Expertenstands sollten Felle, Wassermatratzen, Watteverbände und Sitzringe nicht mehr genutzt werden (Deutsches Netzwerk für Qualitätsentwicklung in der Pflege, 2017).

4. Ergebnisse

Zur Beantwortung der Forschungsfrage, ob der Nutzen von Weichlagerungs- und Wechseldruckunterlagen wissenschaftlich fundiert ist lässt sich, anhand der ausgewählten Literatur feststellen, dass alle Weichlagerungs- und Wechseldrucksysteme eine positive Auswirkung auf die Entstehung eines Dekubitus aufweisen (Dassen & et al., 2014), jedoch der jeweilige Einsatzbereich variiert. So lässt sich für Operationen feststellen, dass viskoelastische Polymerauflagen und Schaumstoffauflagen für alle Patienten während einer Operation positive Auswirkungen auf die Ausbildung eines Dekubitus besitzen (Sauer & Balzer, 2010). Darüber hinaus allen Menschen, die alle Aktivitäten ihres Lebens im Sitzen ausführen, die Nutzung von druckentlastenden Sitzpolstern in Kombination mit einer Rückenunterstützung empfohlen (Dassen & et al., 2014). Eine weiterer Vergleich von Standardschaumstoffmatratzen und Schaumstoffüberzügen ergab einen signifikanten Effekt zu Gunsten der Schaumstoffmatratze (National Pressure Ulcer Advisory Panel, European Pressure Ulcer Advisory Panel, Pan Pacific Pressure Injury Alliance, 2014). Basierend auf der Literaturrecherche konnte festgestellt werden, dass, vor allem bei Risikopatienten, ein Wechsel von der Standard- Krankenhausmatratze zu einer Schaumstoffmatratze im Prinzip der Weichlagerung die Prävalenzrate senken kann.

Dem Einsatz von Synthetik- und Echthaarfellen konnte bis 2015 noch keine signifikante Druckentlastung oder Senkung des Dekubitusrisikos attestiert werden. Im Jahr 2015 und 2016 kumulierten zwei unterschiedliche Studien die Daten aus unterschiedlichen Studien miteinander rund kamen zu beide zu dem Schluss, dass Schafsfelle, im Gegensatz zu Weichlagerungs- und Standardmatratzen, doch einen positiven Effekt auf die Prävalenz des Dekubitus aufweisen (McInns, et al., 2015; (Lozano-Montoya, et al., 2016).

Bei den Wechseldruckmatratzen lassen sich positive Auswirkungen auf das Dekubitusrisiko feststellen (Deutsches Netzwerk für Qualitätsentwicklung in der Pflege, 2017). In den Übersichtarbeiten von Lozano-Montoya (2016) und McInnes (2015) ist ersichtlich, dass Wechseldruckmatratzen gegenüber Standardschaumstoffmatratzen allgemein einen Vorteil hinsichtlich der Dekubitusprävention besitzen, insbesondere aber nach chirurgischen Operationen. Bei der Messung des Auflagedrucks auf Weichlagerungssystemen konnte bei fast allen Systemen an den gefährdeten Körperstellen eine deutliche Druckreduzierung gegenüber der Messung auf einer Klinikstandardmatratze ausgemacht werden. Ein Vergleich der unterschiedlichen Wechseldrucksysteme untereinander, konnte jedoch keine signifikanten Unterschiede feststellen (Lozano-Montoya, et al., 2016). Ebenso zeigten sich in der vorhandenen Literatur keine signifikanten Unterschiede im Vergleich von Wechseldruckmatratzen und Wechseldruckauflagen (McInns, Jammali-Blasi, Bell-Syer, Dumville, Middleton, & Cullum, 2015).

Hinsichtlich der zweiten zu untersuchenden These, ob das Lagern auf Weichlagerungs- oder Wechseldrucksystemen andere Pflegemaßnahmen überflüssig macht, berichten Roales-Welsch, et al (2000), dass die eingesetzten Wechseldrucksysteme einen Vorteil bezüglich der Druckentlastung gegenüber der Standard Klinikmatratze aufweisen konnten. Die Quintessenz des Artikels besteht allerdings darin, dass valide und reliable Daten zur Druckreduzierung durch den Einsatz von Weichlagerungs- und Wechseldrucksystemen erhoben werden konnten. Die ermittelten Daten zeigen, dass dieser Einsatz allein für eine Dekubitusprophylaxe im Sinne der professionellen Pflege nicht ausreicht, sondern eher als sinnvolle Ergänzung zu anderen dekubitusprophylaktischen Pflegemaßnahmen eingesetzt werden sollte, da keines der beobachteten Systeme eine Druckreduzierung unterhalb des kapillaren Verschlussdrucks erreichen konnte (Roales- Welsch, et al., 2000).

5. Bewertung und Handlungsempfehlung

Insgesamt konnte aufgrund der Literaturrecherche festgestellt werden, dass das Thema Dekubitus in der Wissenschaft aus verschiedenen Blickrichtungen behandelt wird und insbesondere innerhalb der letzten 10 Jahre deutlich an Relevanz gewonnen hat. Oftmals handelt es sich um die Therapie von bestehenden Druckgeschwüren, andere Publikationen befassen sich mit der Risikoeinschätzung mit Hilfe von Assessmentinstrumenten.

Die im letzten Kapitel vorgestellten Ergebnisse der Untersuchungen lassen zum Teil verlässliche Aussagen über den Nutzen von Weichlagerungs- und Wechseldrucksystemen im Rahmen der Dekubitusprophylaxe zu. So konnte festgestellt werden, dass spezielle Systeme einen Vorteil bezüglich der Druckreduktion gegenüber von Standardmatratzen aufweisen, da sie den Druck wirkungsvoll reduzieren (Roales- Welsch, et al., 2000).

Der Vergleich von verschiedenen speziellen Weichlagerungs- und Wechseldrucksystemen konnte keinen signifikanten Unterschied zwischen Weichlagerung und Wechseldruck bestätigen (Lozano-Montoya, et al., 2016). In der ambulanten Pflegepraxis wird jedoch eher das Prinzip der Weichlagerung angewandt. Der Einsatz von Wechseldrucksystemen erfolgt nur bei Hochrisikopatienten.

Der Einsatz von Antidekubitusmatratzen, egal ob Weichlagerungs- oder Wechseldrucksystem, reicht jedoch niemals alleine aus, um eine wirkungsvolle Dekubitusprophylaxe durchzuführen. Es kann höchstens als Ergänzung zu anderen geplanten Maßnahmen der Dekubitusprophylaxe eingesetzt werden, da keines der Systeme den Druck unterhalb des kapillaren Verschlussdruckes halten kann (Roales- Welsch, et al, 2000).

Insgesamt kann festgestellt werden, dass der Nutzen von Weichlagerungs- und Wechseldrucksystemen wissenschaftlich untersucht worden ist und dass die meisten Veröffentlichungen eine verbesserte Effektivität gegenüber Standardmatratzen aufweisen konnten. Demnach lässt sich die Empfehlung aussprechen, bei der Anschaffung eines Pflegebettes auf die Beschaffenheit der Matratze zu achten und diese, je nach individuellem Risiko, auszuwählen.

Professionell Pflegende haben hier vor allem die Aufgabe der Beratung, Anleitung und Information zu erfüllen. Umso alarmierender ist, dass es zur Evidenz von Beratungsgesprächen im Rahmen der Dekubitusprophylaxe kaum verwertbare Veröffentlichungen gibt.

Abschließend soll noch einmal betont werden, dass zwar ein Nutzen der Weichlagerungs-und Wechseldrucksysteme festgestellt werden konnte, dieser aber für die Pflegepraxis nicht ausreichend ist. So dürfen Standardmaßnahmen der Dekubitusprohylaxe, wie die Risikoeinschätzung anhand von Skalen, die intermittierende Lagerung sowie Mobilisation nicht vernachlässigt werden. Für die Praxis ist es an dieser Stelle unerlässlich, bei jedem Betroffenen neu und individuell zu entscheiden, welche Maßnahmen durchgeführt und welche Hilfsmittel eingesetzt werden.

Literaturverzeichnis

Dassen, T., & et al. (2014). *Pflegeprobleme in Deutschland: Ergebnisse von 14 Jahren Forschung in Pflegeheimen und Kliniken 200-2014.* Berlin: Charite-Universitätsmedizin.

Deutsche Stiftung für Patientenschutz für Schwerkranke, Pflegebedürftige und Sterbende. (27. 04 2020). Dekubitus. Dortmund, Deutschland.

Deutsches Netzwerk für Qualitätsentwicklung in der Pflege. (2017). *Expertenstandard Dekubitusprophylaxe in der Pflege.* Osnabrück.

Druckreduzierende Hilfsmittel im Vergleich. (07 2008). *Pflegezeitschrift*, S. 392-395.

GmbH, A. I. (2015). *DEK-Pflege: Dekubitusprophylaxe Qualitätsindikatoren.* Göttingen.

Klingelhöfer-Noe, J., Dassen, T., & Lahmann, N. (2015). Vollstationäre Pflegeeinrichtungen vs. "betreutes Wohnen mit ambulanter Versorgung". *Z.Gerontol Geriat*, 263-269.

Krankenkassen, M. D. (2012). *Qualität in der ambulanden und stationären Pflege.* Essen.

Lozano-Montoya, I., Velez-Diaz-Pallares, M., Abraha, I., Cherubini, A., Soiza, R., O'Mahony, D., et al. (2016). Nonpharmalogic Interventions to Prevent Pressure Ulcers in Order Patients: An Overview of Systematic of Reviews.

McInns, E., Jammali-Blasi, A., Bell-Syer, S., Dumville, J., Middleton, V., & Cullum, N. (2015). Support surfaces for pressure ulcer prevention. *Cochrane Database Syst Rev 9*.

Menche, N. (Hrsg.). (2019). *Pflege heute.* München: Urban&Fischer/Elsevier GmbH.

National Pressure Ulcer Advisory Panel, European Pressure Ulcer Advisory Panel, Pan Pacific Pressure Injury Alliance. (2014). *Prevention and Treatment of Pressure Ulcers: Quick Reference Guide.* Perth, Australia: Cambridge Media.

Roales- Welsch, S., Antaszek, M., Hense, W., Pfeiffer, M., Freyenhagen, E., & Engel, P. (2000). Studie zur Qualitätssicherung in der

Prophylaxe und Therapie des Dekubitus durch Auflagedruckmessungen bei Probanden auf verschiedenen Weichlagerungs- und Wechseldrucksystemen. *Pflege*, S. 297-305.

Sauer, T., & Balzer, K. (2010). Entscheidungshilfe für die Praxis: Auswahl Antidekubitusauflagen für den Operationstisch. *Die Schwester/DerPfleger*, S. 297-305.

WHO. (2016). *ICD-10*. Bern: Hogrefe.

Wingenfeld, K. (2015). Qualitätsunterschiede sichtbar machen. *Die Schwester/Der Pfleger* , 82-85.